Dr Antoine MAZET

Ex-interne des Hôpitaux de Clermont-Ferrand

DE L'EXPLORATION
Endoscopique de l'Urètre

DE SON APPLICATION au TRAITEMENT des AFFECTIONS de L'URÈTRE

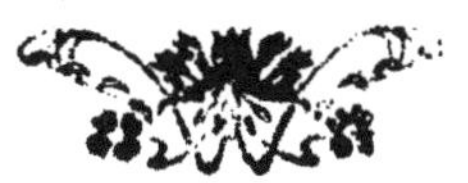

TOULOUSE

Ch. DIRION, Libraire-Editeur

22, Rue de Metz, 22

1921

Dr Antoine MAZET
Ex-Interne des Hôpitaux de Clermont-Ferrand

DE L'EXPLORATION
Endoscopique de l'Urètre

DE SON APPLICATION au TRAITEMENT des AFFECTIONS de L'URÈTRE

TOULOUSE
Ch. DIRION, Libraire-Editeur
22, Rue de Metz, 22

1921

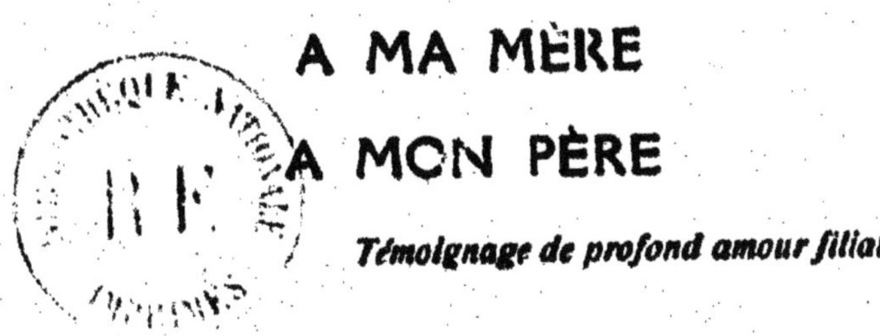

A MA MÈRE

A MON PÈRE

Témoignage de profond amour filial.

A mon Oncle, M. le Docteur MALTERRE

Mon premier maître et mon guide

A MES CAMARADES

Morts pour la France

AUX MIENS ET A MES AMIS

A MA FIANCÉE

IN MEMORIAM, IN SPEM

A MON PRÉSIDENT DE THÈSE

Monsieur le Professeur MÉRIEL

Professeur de Clinique chirurgicale à la Faculté de Médecine
Chirurgien en chef honoraire des Hôpitaux
Membre Correspondant de la Société de Chirurgie

Nous le remercions très sincèrement du grand honneur qu'il nous fait en daignant accepter la présidence de notre thèse; nous le prions de vouloir bien agréer l'expression de notre profonde gratitude.

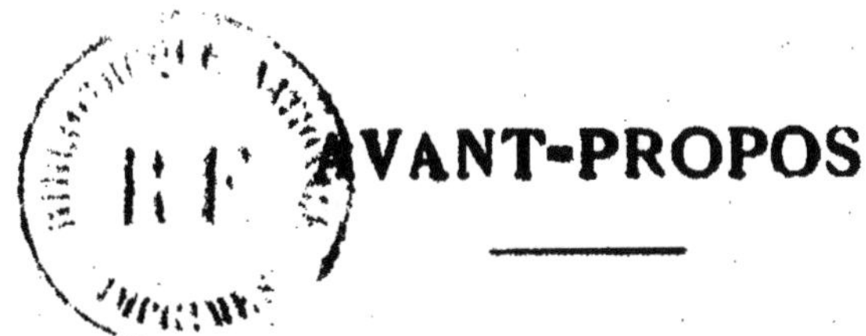

AVANT-PROPOS

Une tradition bien précieuse et bien douce est consacrée par l'usage. Elle nous permet au début de ce travail d'exprimer notre reconnaissance à tous ceux qui nous sont chers, à tous ceux qui nous ont aidé dans le courant de nos études, nos parents, nos maîtres nos amis.

Nous prions tout d'abord M. le Docteur Buy professeur d'anatomie à l'École de Médecine de Clermont-Ferrand, médecin des Hôpitaux, Chevalier de la Légion d'Honneur, qui guida nos premières études, nous apprit à aimer notre art et qui voulut bien ensuite nous aider de son expérience et de ses conseils, d'accepter l'expression de toute notre gratitude et de notre profonde reconnaissance.

Nous nous permettons d'adresser à M. le Docteur Lepetit, professeur de pathologie externe à l'école de médecine de Clermont-Ferrand, chirurgien des Hôpitaux, Chevalier de la Légion d'Honneur, en souvenir de notre semestre d'internat dans son service, un hommage respectueux et profondément reconnaissant.

Il nous a été permis dans une circonstance douloureuse de notre vie d'apprécier tout le dévouement de M. le Docteur Ducuing, professeur agrégé à la Faculté de Médecine; qu'il veuille bien trouver ici le faible témoignage d'une grande reconnaissance.

Nous n'avons garde d'oublier M. le Docteur Darget, chef de clinique chirurgicale à la Faculté de Médecine de Bordeaux, notre vieux camarade et ami de la grande guerre, qui malgré un écrasant labeur a bien voulu nous suggérer l'idée de ce travail et nous aider de son expérience précieuse. Si cet ouvrage a quelque intérêt, c'est à lui que nous le devons.

Nous remercions M. Ginesty, chef de laboratoire à la Faculté de Médecine de Toulouse d'avoir bien voulu faciliter notre tâche en nous prodiguant de précieux conseils.

Enfin, nous envoyons un hommage ému de reconnaissance à tous nos maîtres, de l'Ecole de Médecine de Clermont-Ferrand et de la Faculté de Médecine de Toulouse qui eurent à nous instruire durant nos études.

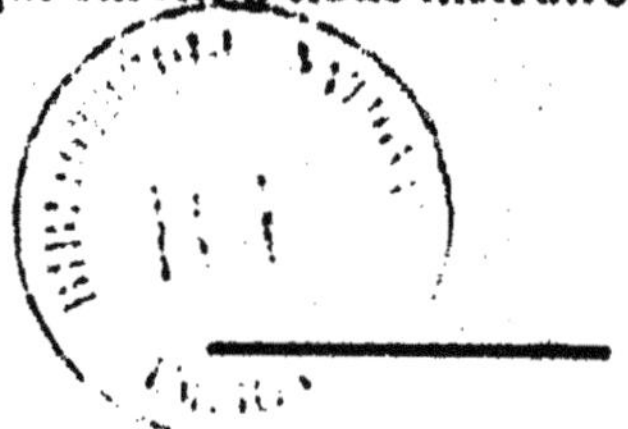

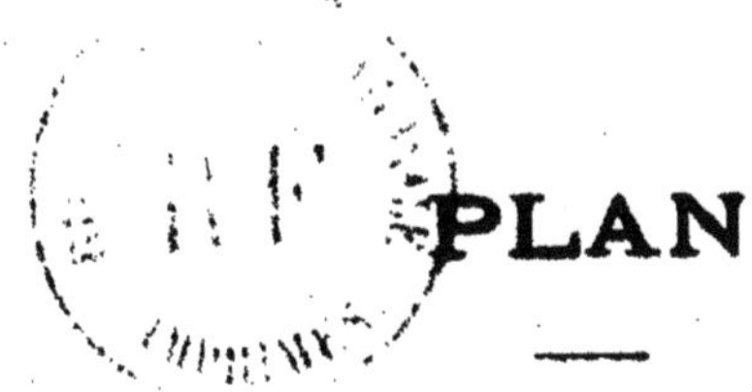

PLAN

Introduction

CHAPITRE PREMIER

Historique

A) Appareils à lumière externe
B) Appareils à lumière interne

1° à vision directe
2° à vision indirecte

CHAPITRE II

Instrumentation

1° Choix d'un urétroscope
2° Nos urétroscopes

a) appareil de Luys
b) appareil de Mac Carthy

CHAPITRE III

Observations

CHAPITRE IV

Intérêt de l'Urétroscopie

1° Urétroscopie comme procédé d'examen
2° Urétroscopie comme agent thérapeutique
3° Intérêt particulier du cystoscope de Mac Carthy

a) Discussion
b) Observations

CHAPITRE V

TECHNIQUE DE L'URÉTROSCOPIE
1° Indications
2° Technique proprement dite
a) Choix de l'instrument
b) L'Examen en général
c) Avec l'appareil de Luys
d) Avec l'appareil de Mac-Carthy

CHAPITRE VI

CONCLUSIONS
BIBLIOGRAPHIE

De l'Exploration Endoscopique de l'Urètre

De son application au traitement des affections de l'urètre

INTRODUCTION

Les moyens d'investigation que possède la clinique pour l'exploration des différents appareils et le diagnostic des affections dont ils sont le siège s'enrichissent chaque jour davantage, et dans ces dernières années les progrès de l'endoscopie ont permis une précision dans les recherches souvent inconnue, jusque là. L'exploration endoscopique du tube digestif, l'œsophagoscopie, la rectoscopie sont actuellement recherches courantes et les renseignements précieux que fournissent ces examens ne se comptent plus. L'endoscopie des voies respiratoires connait le même succès.

Du côté de l'appareil urinaire, l'endoscopie ne devait pas manquer de connaître la même faveur. N'est-ce pas de la cystocopie permettant l'exploration parfaite de la vessie, le cathétérisme des uretères, que sont nés tous les grands progrès de la chirurgie urinaire.

Mais à côté de cette grande faveur dont jouit actuellement la cystoscopie n'est-il pas surprenant de constater combien peu est pratiquée l'endoscopie de l'urètre combien peu elle est mentionnée dans les ouvrages qui traitent, des affections de cet organe, combien peu surtout elle est mise en pratique si on la compare aux explorations vésicales exécutées d'une façon si courante. N'entend-on pas journellement dire que l'urétroscopie appliquée au traitement des urétrites chroniques en particulier est une mauvaise méthode? Cathelin récemment n'écrivait-il pas dans un article voué à une certaine publicité que dans les affections chroniques de l'urètre, il ne fallait rien attendre de l'urétroscopie et du traitement endoscopique du canal. C'est justement contre cette tendance admise par beaucoup à condamner l'urétroscopie que nous voulons réagir aujourd'hui. L'urétroscopie introduite en France par Luys et appliquée si habilement par Ferron doit sortir de la place secondaire où elle est tenue actuellement. Comme le dit M. le Docteur Marion : « De même qu'il est admis qu'on ne peut plus maintenant se passer d'un examen cystoscopique pour poser un diagnostic précis de lésion vésicale ou rénale, de même il faut instituer en règle absolue que toute lésion chronique de l'urètre doit être controlée par la vue pour qu'un diagnostic certain de nature et de siège puisse conduire à une thérapeuthique active ». (1)

(1) Marion. — Préface du *manuel d'urétroscopie*, Henry et Demonchy.

Notre but sera, en quelques observations-types de montrer quels services on peut attendre de ce mode d'exploration du canal qui n'a rien de l'exploration aveugle et imprécise pratiquée à l'aide de l'instrument classique par excellence, l'explorateur olivaire de Guyon ou par tout autre investigation adoptée de tous.

Il n'est cependant pas dans notre intention de méconnaitre les enseignements dûs à l'explorateur à boule olivaire. Il a son rôle en chirurgie urinaire. Premier temps de tout examen de l'urètre, il doit précéder l'urétroscopie, car il fait prévoir les obstacles, il attire l'attention sur tel ou tel point de la muqueuse urétrale. Mais à son exploration incomplète doit s'adjoindre l'urétroscopie; et nous allons en montrer les avantages.

CHAPITRE PREMIER

Historique

L'urétroscopie, comme toute l'endoscopie d'ailleurs, est une science nouvelle, puisque les premiers essais remontent à peine au milieu du siècle dernier.

Etant, au début, d'un emploi peu commode, la médecine s'en désintéressa longtemps, et ce n'est qu'il y a vingt-cinq ans avec les premiers travaux de Horteloup, Nitze, Kollmann, qu'elle entra dans la phase actuelle, riche en perfectionnement et en conséquence utiles à l'étude des affections de l'urètre.

Quelques tentatives d'endoscopie, infructueuses du reste, avaient été faites par Bozzini de Francfort en 1805, et Ségalas en 1826. Mais c'est Desormeaux, en 1853, qui, le premier, fit construire un endoscope utilisable, et ce sont les travaux de cet auteur qui marquent bien, en réalité, le début des études urétroscopiques.

Après lui, l'urétroscopie a suscité de nombreux travaux, tels ceux de Hacken, en 1862; Cruise, en 1865;

Andrews, en 1867; de Fürstenheim, en 1870; Stein, 1874.

Nombreux sont les modèles d'urétroscopes. Quoi qu'il en soit, on peut classer tous les urétroscopes préposés en deux groupes distincts :

1° Les urétroscopes à lumière externe, c'est-à-dire ceux dont la source de lumière est située dans le tube urétroscopique.

2° Les urétroscopes à lumière interne, c'est-à-dire ceux dont la source de lumière est située dans le tube urétroscopique; ceux-ci se divisant eux-mêmes en deux catégories : à vision directe et à vision indirecte.

a) *Appareils à lumière externe.* — Ce sont les premiers en date, presque tous abandonnés aujourd'hui. Le premier appareil de ce genre remonte à Desormeaux le créateur de la méthode. Son instrument d'un maniement incommode ne fut jamais beaucoup utilisé.

L'éclairage, en effet, était fourni par une lampe à huile, puis à pétrole, alourdissant singulièrement l'appareil. La flamme située au centre, de courbure d'un reflecteur spérique concave, projetait sa lumière dans l'axe d'une sonde métallique. Horteloup, en 1892, rendit l'instrument plus maniable en substituant l'éclairage électrique à la lampe primitive.

De nombreux appareils furent ensuite construits, la source lumineuse étant fixée au manche de l'instrument comme dans le panelectroscope de Leiter, modifié récemment par Heitz-Boyer (1911), l'électro-urétroscope de Nyrops, l'électroscope de Long, d'Otis, de Casper.

Un autre modèle où, au contraire, la source lumineuse était rendue indépendante de l'urétroscope et reflétée dans le tube au moyen d'un miroir frontal fut construit par Grünfeld, de Vienne, en 1881; il fut plus ou moins modifié en ce qui regarde les tubes urétroscopiques par Posner, Janet, Kollmann, Wiche.

b) Appareils à lumière interne. — Les inconvénients sérieux des urétroscopes à lumière externe empêchèrent longtemps le développement de l'urétroscopie et son emploi fréquent et usuel dans les examens des premières voies urinaires. Aussi, ce n'est guère que depuis l'apparition des instruments à lumière interne dont Nitze, en 1879, fut l'inventeur, que l'endoscopie urétrale a pu prendre la place qu'elle mérite en urologie.

Nitze eut l'idée d'introduire la source lumineuse électrique jusqu'au fond du tube endoscopique afin d'éclairer la muqueuse de près et d'éviter la réflexion des rayons lumineux sur la paroi du tube. Mais le fil de platine incandescent diminuait par trop le champ visuel.

Plus tard Leiter et surtout Oberlander conçut alors son instrument, perfectionné par Kollmann. Dans cet urétroscope, la source lumineuse est constituée par une anse de platine qui devient incandescente quand passe le courant et qu'on porte au blanc. Comme l'élévation de température est considérable deux canaux minces formant circuit servent au passage d'un courant d'eau pour refroidir constamment l'appareil.

La vision avec cet urétroscope est très nette, la saillie du fil de platine étant peu prononcée, mais quand on veut tamponner la muqueuse urétrale, il faut à chaque fois retirer la source lumineuse qui sans cela enflammerait les cotons.

Aussi est-ce avec l'urétroscope de Valentine qu'apparut le premier instrument véritablement pratique. Le fil de platine incandescent est ici remplacé par une lampe électrique de dimensions extrêmement réduites placée à l'extrémité d'une tige métallique mince servant de conducteur au courant et qui parcourt toute la longueur du tube. L'élévation de température est ainsi infime ne dépassant jamais 38°, et on peut pratiquer un examen aussi prolongé qu'il est nécessaire sans avoir à retirer l'instrument.

1° *Appareils à vision directe.* — En 1902 Luys apporte à l'appareil de Valentine d'importants perfectionnements. Il ajoute une loupe mobile dont le foyer correspond à la longueur du tube et qui permet d'examiner le canal avec un grossissement. De plus les tubes endoscopiques sont creusés sur toute leur longueur d'une petite rigole destinée à loger et à cacher la lampe et sa tige.

G. Fraisse remplace la loupe par un petit télescope qu'il éloigne du pavillon du tube de plus de 4 centimètres de façon à permettre l'introduction facile des différents instruments dans l'appareil.

Demouchy, en 1914, fit construire un appareil dont le manche est en quelque sorte constitué par une lunette grossissante, puisque c'est par elle qu'on manie l'instrument. Cette lunette donne une image réelle et renversée du canal.

2° *Urétroscopes avec dilatation artificielle du canal.* Dans le but d'avoir une vision plus nette de l'urètre postérieur en étalant complètement tous les replis de la muqueuse l'idée d'une dilatation artificielle du canal pendant l'examen vint à plusieurs auteurs. Antal et Fenvick, Wasserthal firent construire des aéro-urétroscopes permettant de distendre l'urètre par injection d'air. Luys adopta un tube analogue à celui de son cystoscope à vision directe, c'est-à-dire muni dans sa paroi inférieure d'un tube très mince, s'ouvrant à l'extrémité vésicale et en communication avec deux robinets à l'extérieur. Par ce tube on pouvait tantôt aspirer les liquides au moyen d'une trompe à eau, tantôt injecter de l'air au moyen d'une poire en caoutchouc.

Wossidlo, adopte un tube courbe à fenêtre latérale et fait construire un appareil assez commode. Près de sa partie oculaire le tube endoscopique présente un petit tuyau par lequel l'air est insufflé. L'éclairage est fourni par une lampe de Valentine. L'obturation est obtenue par une glace amovible. Mais quand on veut utiliser un instrument pour une intervention, on est obligé d'enlever la glace et la pression est réduite à la pression athmosphérique.

Goldschmidt invente un appareil à irrigation dont

la principale différence avec le cystoscope est qu'il ne possède pas de prisme, et que, de plus, la lumière au lieu d'être intermédiaire entre l'œil et la muqueuse à examiner est au-delà de la fenêtre du tube endoscopique. Enfin il installe sur son appareil l'irrigation continue.

Wossidlo combina son ancien appareil avec celui de Goldschmidt et fit un urétroscope combiné à air et à eau.

Léo Buerger, de New-York, fit construire un appareil en 1910, qu'il transforma en 1917. Alors que son premier instrument possédait un prisme, le second est à vue directe non prismatique. Son appareil emploie indifféremment comme dilatateur l'air ou l'eau.

Enfin, Marc-Carthy, en 1919, décrivait un appareil qui de tous les urétroscopes à dilatation artificielle du canal est le plus pratique et le plus perfectionné. Il permet, en effet, grâce au jeu des robinets d'irrigation de régler la distention dans l'urètre. Il est muni d'un tube analogue à ceux dont sont munis les cystoscopes à cathétérisme, ce qui permet d'opérer commodément. Enfin, il permet au besoin étant muni d'un onglet, le cathétérisme des uretères. Nous étudierons cet appareil en détail.

CHAPITRE II

Instrumentation

1° Choix d'un urétroscope

L'urétroscopie à sec et l'urétroscopie à irrigation ont chacune leurs indications. La première est particulièrement utile pour le diagnostic des modifications superficielles de la muqueuse, des glandes, des cryptes; la seconde pour l'étude des tumeurs, papillomes, diverticules, processus tuberculeux et syphilitiques.

Parmi les nombreux appareils existant actuellement nous prendrons pour pratiquer l'urétroscopie à sec l'instrument de Luys, pour pratiquer l'urétroscopie à irrigation, le cysto-urétroscope de Mac-Carthy.

Les raisons de notre choix sont les suivantes : l'urétrocsope de Luys est un appareil d'un emploi facile et de construction simple, la seule objection qu'on lui puisse faire est qu'après une inspection du canal à la loupe, si l'on veut passer à une intervention quelconque il faut, après avoir repéré le point malade, abaisser la loupe, c'est-à-dire se priver du grossissement pour introduire dans le tube l'instrument qu'on désire employer. Mais la loupe remise en place peut permettre de contrôler peu à peu les progrès de l'intervention.

Le très gros avantage du cysto-urétroscope de Mac-Carthy, outre qu'il est à la fois un cystoscope et un urétroscope, ce qui peut être utile pour un examen prostatique par exemple, est qu'il possède un appareil d'optique à prismes qui permet d'examiner le canal suivant un rayon perpendiculaire à son axe. On conçoit l'avantage qu'on peut en retirer dans certains cas, par exemple dans les lésions de la face postérieure du veru montanum et du col vésical.

Avec les deux urétroscopes de Luys et de Mac-Carthy il n'est pas d'examen et de traitement qu'on ne puisse faire complètement.

2° Nos urétroscopes

Description de l'appareil de Luys et de Mac-Carthy

a) *L'urétroscope de Luys*

C'est un instrument solide, facile à manier, donnant les meilleurs résultats.

Cet instrument entièrement métallique comprend les tubes urétroscopiques, la source lumineuse et le manche de l'urétroscope.

Les Tubes. — Les tubes métalliques et nickelés sont cylindriques et présentent sur l'une des faces une petite gouttière allant de bout en bout et dans laquelle se placent la lampe et sa tige. Le champ visuel est ainsi entièrement libre, l'ampoule électrique étant en quelque sorte dissimulée dans l'épaisseur de la paroi du tube. L'extrémité profonde des tubes droite ou taillée en biseau est mousse pour ne pas blesser la muqueuse. L'autre extrémité présente un large pavillon qui s'articule avec le manche au moyen d'une petite tige métallique qui pénètre dans un orifice situé sur le manche de l'urétroscope et y est maintenu par une vis à pression et un cran d'arrêt qui assure l'union parfaite des deux parties de l'instrument. Les tubes employés, pour l'urètre pénien ou pour l'urètre féminin ont 7 centimètres de longueur. Pour l'examen complet de l'urètre de l'homme on utilise des tubes de 13 à 14 centimètres. Tous les calibres entre le 44 et le 60 béniqué peuvent être employés mais l'usage courant utilise surtout le 45 ou le 50, qui, bien supportés par le malade, quoique de gros diamètre, permettent toutes les interventions et donnent un champ visuel excellent.

Pour l'introduction, chaque tube est muni d'un mandrin métallique plein et nickelé dont l'extrémité profonde, arrondie, dépasse légèrement le tube, lui traçant ainsi le chemin et empêchant toute lésion de la muqueuse. Des tubes courbes existent également, présentant au niveau de leur face inférieure, à l'origine de la courbure une fenêtre allongée qui, au moment de l'introduction, est obtenue par un mandrin taillé en biseau.

Source lumineuse. — La source lumineuse est constituée par de très petites lampes électriques montées sur des tiges métalliques dont la longueur diffère suivant le tube urétroscopique employé, de telle façon que l'ampoule se place au plus près de l'extrémité du tube sans cependant arriver au contact de la muqueuse. A leur base, ces ampoules sont entourées d'une substance isolante empêchant les courts circuits. Enfin elles sont froides, éloignant ainsi toute chance de brûlure. Cependant elles s'usent vite et en s'usant deviennent chaudes; aussi doit-on les remplacer fréquemment et choisir alors les plus petites et celles qui sont absolument froides.

Le Manche. — Le manche, également métallique et nickelé est assez long pour être bien en main. Il est formé de deux pièces séparées par un corps isolant. Une des pièces est diviséeen deux parties mises en communication à volonté, par un interrupteur, qui permet d'établir ou de couper le courant. L'autre pièce présente à son extrémité supérieure un prolongement à angle droit, possédant un orifice et un ergot qui s'articulent avec les parties correspondantes du pavillon du tube, et une gouttière supérieure ouverte en haut, dans laquelle on glisse la tige métallique de la lampe qui est maintenue en place par une vis à pression.

L'extrémité inférieure du manche possède deux orifices dans lesquels se fixent les deux fils électriques, chacun correspondant à une des pièces isolées. On comprend ainsi comment passe le courant. A l'extrémité supérieure du manche se trouve une petite chape métallique, mobile transversalement, dans laquelle on engaine la loupe dont le foyer correspond exactement à la longueur du tube. Il y a autant de loupes numérotées en centimètres que de tubes de différentes longueurs.

b) *Le cysto-urétroscope de Mac-Carthy*

Il se compose des parties suivantes :

Tube endoscopique. — D'une longueur de 26 centimètres, il est cylindrique extérieurement et légèrement ovale, intérieurement pour laisser une place aux fils électriques.

Son extrémité vésicale présente un bec très légèrement béquillé, pour faciliter le passage dans l'urètre postérieur. Au dépens de sa face supérieure, un peu en arrière du bec, il présente une fenêtre allongée, aux bords excavés, longue de 28 millimètres dont 13 millimètres sont occupés par la lampe et les 15 millimètres restants servent d'ouverture utile. Au moment de l'introduction cette partie libre de la fenêtre est obturée par un mandrin à bascule en forme de biseau.

Son extrémité externe présente, séparés par une rondelle moletée, les deux pôles de l'éclairage auxquels s'adapte la pince. En arrière se trouve un cylindre métallique à l'intérieur duquel pénètre à frottement le cône du mandrin ou de la partie optique.

Extérieurement, ce cylindre métallique porte à sa face supérieure une pièce articulée servant à fixer ou à décoller, quand on veut les retirer le mandrin ou la partie optique. Latéralement à droite et à gauche, il présente deux robinets : l'un pour l'arrivée, l'autre pour l'évacuation de l'eau.

Eclairage. — Il est fourni par une petite ampoule électrique qui est placée dans un globe occupant la partie profonde de la fenêtre du tube. Pour l'introduire ou l'enlever, il suffit de dévisser le bec de l'instrument. La pince qui sert à fixer les fils à l'appareil se démonte en deux parties, pour éviter les secousses, quand on veut mettre ou enlever les fils. Le contact se fait en faisant pivoter un commutateur.

Optique. — En arrière de la lampe est placé un prisme incliné à 45°, ce qui donne une sensation de relief très appréciable. Ce prisme réfléchit les images dans le tube, images transmises à un oculaire placé à l'autre extrémité de l'instrument. L'image est redressée. A la partie supérieure du tube optique est fixé un onglet commandé par une double manette situé au niveau du pavillon de l'optique. A ce niveau, à la partie supérieure, en arrière du verrou servant à la fixation de l'optique sur le tube endoscopique, se trouve le tube d'entrée pour les instruments qu'on pourra manier et diriger au moyen de l'onglet.

CHAPITRE III

OBSERVATIONS

Parmi les observations que nous avons choisies à titre de démonstration de ce que l'on peut attendre de l'urétroscopie, la majorité s'applique à des inflammations chroniques de l'urètre. Nous avons réuni quelques cas de cette complication éloignée que constitue le rétrécissement. Nous avons recueilli une observation d'extraction d'un corps étranger du canal à l'aide de l'urétroscope, une autre relative à un cas de rupture traumatique de l'urètre opérée par autoplastie cutanée ayant nécessité un traitement urétroscopique complémentaire. Nous y avons joint un cas d'angiome urétral diagnostiqué et traité à l'aide de l'urétroscope.

Nous avons groupé à part deux observations d'examens urétroscopiques avec l'appareil de Mac-Carthy : l'une ayant trait à un calcul de la prostate, l'autre nous montrant le Mac-Carthy, nous aidant à la fois pour le cathétérisme de la vessie et pour le diagnostic d'un hypertrophie prostatique.

1° Observations d'urétrites chroniques récentes

Dues à l'obligeance du Docteur Darget, chef de clinique chirurgicale à la Faculté de Médecine de Bordeaux (1).

OBSERVATION I

(*Inédite*).

M. Mi..., 25 ans, contracte sa première blennorragie en juillet 1920. Se soigne par quelques lavages au permanganate de potasse dont un ou deux seulement urétro-vésicaux.

Malgré ce traitement, la guérison complète n'est pas obtenue; il reste une goutte matinale de teinte blanc opaque.

Le malade est examiné en *décembre 1920*. Ses urines présentent de nombreux filaments. L'exploration de la prostate est négative, celle du canal indique l'absence de tout rétrécissement.

Une urétroscopie est pratiquée avec le tube de Luys n° 48; elle permet de constater l'intégrité de l'urètre postérieur. Le *veru montanum* est régulier et fait un faible relief dans l'urètre prostatique, et ce dernier ne présente pas la moindre lésion.

L'urètre antérieur, par contre, présente de nombreuses glandes urétrales enflammées, à sécrétion puru-

(1) Nous remercions M. le Docteur Darget de l'amabilité qu'il nous a témoignée en nous confiant ses observations inédites

lente disséminées sur la paroi supérieure particulièrement au niveau de l'angle pénien.

En résumé, lésions de littrite disséminées à l'urètre antérieur. En conséquence, un traitement visant uniquement l'urètre antérieur est constitué avec dilatation élevée au dilatateur de Kollmann et attouchements directs des lésions au nitrate d'argent à 1/10 sous le contrôle de l'urétroscope. La guérison complète est obtenue, contrôlée par l'épreuve du nitrate d'argent.

OBSERVATION II

(Inédite).

M. D..., 45 ans, se présente avec un écoulement chronique contracté à la suite d'une blennorragie survenu il y a dix mois environ.

Première blennorragie, il y a 15 ans environ, ayant entraîné une orchite par la suite. Guérison complète.

Il y a dix mois, nouvelle contamination. L'écoulement aigu est passé, mais la guérison complète n'a jamais pu être obtenue. Une goutte matinale reparaît périodiquement.

Examen le *6 janvier 1920*, la prostate est peu augmentée de volume au toucher, mais la vésicule séminale droite est un peu sensible.

Urétroscopie antérieure. — La muqueuse urétrale ne présente que des lésions minimes, nous la voyons avec ses caractères normaux. On distingue à peine deux ou trois glandes de Littre légèrement enflammées.

Urétroscopie postérieure. — Devant ces symptômes plutôt négatifs, on pratique une urétroscopie postérieure.

L'urètre postérieur est très congestionné, œdématié, saignant au moindre contact. Le *veru montanum* et la région sus-montanale sont irréguliers, bosselés.

A l'inverse de l'observation précédente, il s'agit ici d'une urétrite essentiellement postérieure. Le traitement institué vise donc particulièrement cette région du canal. Grands lavages au permanganate de potasse. Dilatation au Kollmann courbe, puis séances d'urétroscopie postérieure avec attouchements au nitrate d'argent, amenant la disparition totale de la goutte et des filaments dans l'urine. Guérison complète contrôlée par l'épreuve du nitrate d'argent.

OBSERVATION III

(*Inédite*).

M. L..., 29 ans, présente depuis un an un écoulement chronique et intermittent qui s'est accompagné de manifestations de rhumatisme blennorragique.

Une seule blennorragie, en mai 1918, au Tonkin, qui se serait accompagnée de phénomènes de cystite. Pas d'orchite ni de prostatite.

Examiné le 5 *novembre 1920*, toucher rectal indique une prostate un peu augmentée de volume et un peu sensible.

Urétroscopie antérieure. — Muqueuse présentant des lésions de littrite assez nombreuses, épithélium dépoli, ayant perdu sa striation normale.

Urétroscopie postérieure. — L'urètre postérieur est rouge, vif, saignant, le *véru montanum* est très augmenté de volume, bosselures de la région.

Les lésions ici sont étendues à tout le canal et atteignent à la fois urètre antérieur et postérieur.

Le traitement par dilatation au Kollmann, grands lavages, cautérisations sous le contrôle de l'urétroscope amène une guérison complète avec disparition simultanée de tous les troubles du côté du genou gauche atteint de rhumatisme blennorragique.

2° Observations d'urétrites chroniques anciennes

Dues à l'obligeance de M. le Docteur Darget, chef de clinique à la Faculté de Médecine de Bordeaux.

OBSERVATION IV
(*Inédite*).

M. L..., 30 ans, n'a jamais pu se guérir d'une blennorragie survenue, il y a deux ans et qui le désespère par la chronicité de l'écoulement, malgré tous les traitements institués.

Le malade est examiné en *décembre 1920*. Toucher rectal, prostate normale.

Pas de rétrécissement du canal.

Urétroscopie antérieure. — Lésions minimes de littrite.

Urétroscopie postérieure. — Un polype pédiculé, arborescent, est implanté sur un *véru-montanum*, augmenté de volume et irrégulier.

Il s'agit donc, ici, d'un polype du *véru-montanum*, auquel doit être attribué la chronicité de l'écoulement.

Sous le contrôle de l'urétroscope des cautérisations à l'acide lactique sont faites et amènent la disparition totale du polype en même temps que la guérison de l'écoulement.

OBSERVATION V

(*Inédite*).

M. C..., 28 ans, se plaint d'une goutte matinale intarissable malgré un traitement suivi de près pendant plus d'un an. La blennorragie remonte à plusieurs années.

Examen le *10 décembre 1920*. Prostate un peu augmentée de volume. Pas de rétrécissements. Nombreux filaments dans l'urine.

Urétroscopie antérieure. — Lésions peu marquées et sans grande importance.

Urétroscopie postérieure. — La région sus-montanale et le *veru* sont très irréguliers, bosselés et très douloureux. Il semble qu'il y ait deux *veru* superposés.

Dans un examen complémentaire on reconnait l'existence du *veru* normal mais enflammé et d'un polype sus-montanal.

Un traitement est institué par grands lavages, cautérisations sous le contrôle de l'urétroscope à l'acide lactique et au nitrate d'argent.

La destruction du polype est obtenue entraînant une guérison totale de l'urétrite.

OBSERVATION VI
(*Inédite*).

M. G..., 28 ans, se présente avec une goutte urétrale d'une chronicité désespérante et consécutive à une blennorragie subaiguë survenue deux ans auparavant et qui avait été traitée par les grands lavages.

Examen le *4 octobre 1920.* Prostate normale; pas de rétrécissements.

Urétroscopie antérieure. — Elle montre des lésions très peu marquées en avant, mais dans le voisinage du cul-de-sac du bulbe on note la présence d'une saillie arrondie soulevant la paroi inférieure du canal, bombant dans l'urètre du volume d'un gros pois.

Cette saillie est douloureuse sous la pression de l'urétroscope.

Urétroscopie postérieure. — L'urètre postérieur est sain.

On attribue cette saillie anormale à une inflammation des glandes de Cooper et l'on fait des dilatations élevées pour tacher de vider les glandes de leur contenu.

Dans un examen ultérieur, la voussure constatée s'étant affaissée, on se rend compte qu'il ne s'agissait point de cowperite, mais d'une malformation du canal de l'urètre consistant en une large valvule semi-lunaire implantée sur toute la demi-circonférence inférieure du canal, haute de un centimètre et couchée sur la paroi inférieure de l'urètre constituant un large diverticule à ouverture dirigée en avant.

C'est ce cul-de-sac qui avait favorisé le développement de l'inflammation à ce niveau et entraîné la rétention des sécrétions septiques.

La guérison fut du reste obtenue par des badigeonnages de teinture d'iode avec un très petit tampon de coton hydrophile insinué sous la valvule soulevée et promené dans toute l'étendue du cul-de-sac ainsi constitué.

3° Observations de rétrécissements infranchissables de l'urètre

(Dues à M. le Docteur Danget)

OBSERVATION VII

(Inédite).

G. P..., 70 ans, est hospitalisé à l'hôpital du Tordu pour un rétrécissement du canal de l'urètre entraînant une dysurie très marquée.

On tente, en vain, au cours de trois séances prolongées, de franchir le rétrécissement à l'aide d'un conducteur d'urétrotome. Les bougies les plus fines ne réussissent pas à passer. Cathétérisme en faisceau, cathétérisme avec distension de l'urètre, tout reste infructueux et le malade, urinant plus difficilement que jamais, on décide une urétrotomie externe.

Pourtant avant de s'y résoudre on tente une urétroscopie pour essayer de passer *sous le contrôle de la vue* une bougie filiforme qui sauvera le malade d'une intervention chirurgicale et d'une anesthésie.

Un tube de Luys n° 50 est poussé jusqu'au rétrécissement et on réussit à apercevoir au milieu d'une muqueuse des plus tourmentées un petit pertuis extrêmement étroit dans lequel on a la satisfaction de pouvoir engager complètement un conducteur d'urétrotome.

Une urétrotomie interne put de la sorte être pratiquée, ce qui évita au malade, à sa très grande satisfaction, l'intervention projetée.

OBSERVATION VIII
(inédite).

M. O..., 65 ans, se présente à la consultation le *5 janvier 1921* avec une dysurie considérable occasionnée par un rétrécissement serré de l'urètre.

Une première tentative de cathétérisme par tous les procédés possibles reste infructueuse et ne réussit qu'à amener une urétrorragie très marquée.

Une deuxième tentative deux jours après connaît le même insuccès. Cependant l'état du malade nécessite un traitement pressant.

On essaie alors de passer un conducteur de Béniqué sous le contrôle de la vue à l'urétroscope de Luys.

Un tube n° 48 est engagé jusqu'au rétrécissement et comme dans l'observation précédente, on réussit à pénétrer à travers un pertuis tout à fait excentrique.

On put alors instantanément pratiquer au Béniqué la dilatation de l'urètre rétréci et par la suite la dilatation est poursuivie sans incidents. Le malade ayant ainsi évité une intervention qui serait devenue nécessaire.

OBSERVATION IX
(Inédite).

Urétroplastie périnéale pour perte de substance de l'urètre avec sténose infranchissable consécutive.

Henri P..., 15 ans, serrurier, est tamponné par une

auto, le 20 juin 1915 et est opéré d'urgence à l'hôpital Saint-André pour une rupture de l'urètre.

A la suite de plusieurs interventions périnéales pratiquées en décembre 1919 à peine quelques gouttes d'urine passent par le méat, le malade urinant presque uniquement par la plaie de cystostomie de drainage pratiquée dès les premiers jours.

Le 12 décembre 1919, une urétroscopie pratiquée par M. le Dr Ferron avec tube 44 de Luys conduit sur un cul-de-sac infranchissable.

Le 27 janvier 1920, le rétrécissement post-opératoire de l'urètre périnéal est opéré par M. le Professeur Guyot avec réfection de l'urètre par le procédé de l'autoplastie cutanée avec mise en place d'une sonde vésicale à bout coupé.

Suites opératoires normales et le 8 mars le malade évacue par le canal 200 gr. d'urine environ. La miction se répète les jours suivants et le malade quitte l'hôpital le 15 juin 1920, urinant partie par le canal, partie par la sonde hypogastrique.

En septembre 1920, la miction par le canal étant devenue progressivement réduite le malade est examiné à l'urétroscope n° 44.

Après pénétration assez facile de l'instrument, on aperçoit une zone muqueuse blanchâtre correspondant à l'autoplastie. A la partie postérieure de cette zone le canal est encombré par des végétations polypoïdes exubérantes qui ne livrent pas passage à la plus petite bougie filiforme.

Dans des séances consécutives, on détruit progressivement ces végétations à l'igniponcture, on force progressivement le canal et l'urétroscope pénètre chaque fois un peu plus avant si bien que le 14 novembre un tube n° 48 peut franchir complètement la zone de l'autoplastie.

Mais on rencontre alors un nouvel obstacle que l'urétroscope permet de reconnaître, constitué par un calcul. On essaie l'extraction à l'urétroscope, mais le calcul est trop volumineux pour être entraîné, trop proéminent pour être broyé, comme on l'essaie, sous le contrôle de la vue.

Par incision d'urétrotomie externe, on extrait alors un calcul phosphatique de la grosseur d'un pois et à la faveur de l'anesthésie, on réussit à passer un béniqué à travers tout l'urètre jusqu'à la vessie. Résultat obtenu par le traitement endoscopique du canal.

Observation de corps étrangers de l'urètre extrait à l'aide de l'urétroscope

OBSERVATION X

(Uteau et Candeleu). (1)

B... Paul, 22 ans, soldat blessé le 6 novembre 1914 d'un éclat d'obus, pénétrant au pli fessier et déter-

(1) *Journal d'urologie*, 1920, p. 417.

minant l'écoulement de la totalité des urines par la plaie.

La radiographie révèle une fracture de la branche ischio-pubienne droite et la présence d'un petit éclat d'obus dans la région latérale gauche du bassin.

On place une sonde à demeure que l'on remplace par des cathétérismes répétés.

Alors survient une épididymite suppurée à droite, avec atrophie testiculaire.

En janvier 1917, épididymite gauche non suppurée qui dure deux mois.

En novembre 1917, deuxième épididymite gauche suppurée qui guérit sans fistule.

On procède à l'examen du canal. On sent avec l'explorateur à boule un corps étranger situé dans l'urètre postérieur. Tous les explorateurs sont arrêtés là. Seule, une filiforme passe, mais un béniqué passe aisément.

Une tentative d'extraction à la pince-poussette échoue.

Deux radiographies sont faites dont aucune ne permet de voir le corps étranger.

M. Uteau pratique un examen urétroscopique qui lui permet de constater dans l'urètre postérieur la présence d'une zone enflammée, rouge, dominée à son centre par une petite saillie blanchâtre.

Là où la muqueuse lui paraît le plus amincie, il pratique une incision avec un petit couteau urétral. Une légère urétrorragie se produit avec écoulement d'un peu de pus et une esquille osseuse s'élimine spontanément.

Aussitôt après, la goutte de pus du réveil disparaît. Les urines sont claires. La miction est normale. Le malade n'a plus de douleurs.

Observation d'un angiome de l'urètre diagnostiqué à l'aide de l'urétroscope

OBSERVATION XI

(MM. Forgue et Jeanbreau). (1)

X..., garçon, 14 ans, a présenté, en novembre 1905 des urétrorragies spontanées très abondantes. Tous les moyens employés échouent et l'hémorragie continue goutte à goutte nuit et jour au point d'affaiblir notablement cet enfant. Celui-ci est adressé à M. le Professeur Forgue qui pense à un angiome de la muqueuse urétrale.

Après avoir fendu le méat au galvano-cautère de façon à laisser passer le tube n° 48 de Luys. MM. Forgue et Jeanbreau pratiquent l'examen urétroscopique.

L'urètre est normal jusqu'au milieu du pénis.

Mais dans le tiers antérieur de l'urètre spongieux, on reconnaît l'existence d'une boursouflure bleuâtre,

(1) Observation prise dans le *Traité d'exploration urinaire* de Luys.

bosselée, ressemblant absolument aux angiomes des muqueuses. En certains points, cette boursouflure entoure toute la circonférence du canal et obstrue sa lumière; en d'autres, elle ne recouvre qu'une partie de la paroi urétrale. Plusieurs petits orifices ressemblant à des piqûres d'aiguilles, disséminées à la surface de cette tumeur laissent sourdre du sang d'une manière continue.

Il s'agit donc bien d'un angiome de la muqueuse urétrale. Après avoir prévu les inconvénient qui résulteraient d'une résection de trois centimètres d'urètre (l'angiome avait à peu près cette longueur), MM. Forgue et Jeanbreau décidèrent d'essayer l'électrolyse interstitielle sous le contrôle de l'urétroscope.

Après avoir introduit un tube n° 48 de Luys de 4 centimètres environ de longueur, ils enfonçaient en plein angiome une aiguille de platine soigneusement isolée et reliée au pôle positif. Le pôle négatif était relié à une plaque d'étain entourée de coton mouillé, placée sur la cuisse de l'enfant. On faisait passer un courant de 5 à 10 milliampères et on voyait une petite escharre se former au niveau de l'aiguille. En 14 séances espacées sur une durée de trois mois, l'angiome avait entièrement disparu. L'urétrorragie avait cessé dès la huitième séance.

La guérison a été constatée plusieurs mois après à l'urétroscopie. Canal souple, sans rigidité ni induration. Toute la région qui était le siège de l'angiome est blanc rosé, avec des bandes blanchâtres de tissu cicatriciel, mais la muqueuse a gardé son élasticité.

Elle fuit et revient sur elle-même quand on enfonce ou on retire le tube aussi facilement que celle des régions saines.

MM. Forgue et Jeanbreau n'ont pas trouvé de cas analogues dans la littérature. Ils ajoutent que sans l'urétroscope ils n'auraient pu, ni diagnostiquer, ni traiter cet angiome. Il eut fallu ouvrir l'urètre, le réséquer et chez un enfant de 14 ans, il en serait résulté, soit une incurvation de la verge, soit un rétrécisse-cicatriciel. Grâce à l'urétroscope, ils ont pu traiter et guérir cet angiome avec la même précision et la même sécurité qu'on l'eût fait pour un angiome des téguments.

CHAPITRE IV

Intérêt de l'urétroscopie

Telles sont les observations que nous avons choisies comme les plus caractéristiques dans les différents ordres d'idées que nous avons successivement envisagés.

Nous y voyons que l'urétroscopie a été employée dans un double but :

1° A titre de procédé d'examen permettant de parfaire un diagnostic ou même de l'établir de la seule façon précise que ne donne aucun autre procédé;

2° Dans un but thérapeutique, l'urétroscope devant permettre des manœuvres intra-urétrales portant directement sur les points lésés.

1° Urétroscopie à titre de procédé d'examen.

Dans les observations I, II, III, nous voyons que l'urétroscopie a permis de localiser l'inflammation chronique respectivement au niveau de l'urètre antérieur, au niveau de l'urètre postérieur, à la fois dans les deux portions du canal.

Certainement, si dans nombre de cas on peut arriver à localiser l'inflammation chronique dans une certaine partie du canal, soit par l'histoire des accidents et des complications nerveuses, soit par l'examen clinique du malade, par les procédés classiques quand il existe des signes assez grossiers (inflammation de la prostate, cowpérite, périurétrite). Dans nombre de cas également fréquents, quand des accidents à manifestations discrètes existent seulement, il peut être tout à fait ardu de poser de façon précise un diagnostic de lésion d'où découlera un traitement vraiment efficace parce que dirigé sur la région atteinte.

Comme Luys le fait remarquer, il est fréquent que le développement d'une urétrite postérieure, même aiguë, soit essentiellement insidieux et dans un très grand nombre de cas, il serait tout à fait imprudent de vouloir affirmer l'intégrité de telle ou telle portion du canal. Avec l'urétroscopie, quelle précision dans l'établissement du bilan des lésions, avec quelle sûreté il devient possible de diriger un traitement efficace et cela sans parler du pronostic, de la durée du traitement auxquels les malades attachent une si haute importance, quand ils sont, par exemple, à la veille de contracter un mariage.

Tout cela est tellement évident qu'il n'est pas besoin d'y insister et les avantages précieux que procurera l'urétroscopie ne peuvent déjà être niés quand il s'agit de la banale urétrite chronique.

Dans le cas d'un néoplasme, par exemple, comme dans l'observation XI, d'un corps étranger comme dans l'observation X, ou comme dans nos observations IV, V, VI, l'utilité de l'urétroscopie nous paraît indéniable. Ces observations ne nous indiquent-elles pas, en effet, combien facilement cette méthode et, *cette méthode seule*, peut donner la clef d'un problème dont on chercherait en vain la solution par tout autre examen. Polypes du canal, du *veru-montanum* entraînant un écoulement interminable et ne disparaissant que par la destruction de la lésion, découverte d'une malformation de l'urètre, telle que l'existence d'une valvule, comme l'observation VI nous en fournit un exemple rare, toutes ces causes d'inflammation prolongée ne peuvent, d'une façon absolue, être reconnu qu'à l'urétroscope. Et quand la méthode n'aurait d'autre mérite réel que de venir résoudre ces problèmes insolubles par tout autre procédé, ne mériterait-elle pas d'être retenue puisqu'elle assure la guérison de malades que leur état indéfiniment prolongé plonge dans la plus sombre neurasthénie.

L'urétroscopie nous servira aussi à nous assurer de la guérison définitive d'une vieille gonorrhée. Ainsi pourrons-nous faire de la prophylaxie des salpingites gonococciques.

Par conséquent, bien que l'urétroscopie soit considérée encore trop comme une méthode d'exception, il ne paraît cependant pas discutable qu'elle ne soit un procédé d'investigation à placer au tout premier plan.

2° L'Urétroscopie à titre d'agent thérapeutique.

Si la méthode est admise à titre d'agent d'exploration elle ne peut pas davantage être discutée dans le traitement des lésions rares dont nous avons rapporté quelques exemples. La destruction d'un angiome du canal, de polypes, la désinfection d'un cul-de-sac dû à une valvule seront seules réalisées grâce aux manœuvres précises que permet l'urétroscopie.

Mais, à côté de ces cas vraiment exceptionnels, l'importance toute particulière de la méthode n'est-elle pas mise en relief par les observations VII et VIII, où seule l'urétroscopie permettant le passage d'un conducteur de Béniqué ou d'urétrotome permit d'éviter une urétrotomie externe qui apparaissait comme indispensable. L'avantage que procure la méthode n'est-il pas incalculable? Ne peut-on pas s'étonner de la voir aussi peu mise en usage en pareil cas, alors que pareille méthode est devenue courante en matière de rétrécissement de l'œsophage, par exemple.

L'intérêt de l'urétroscopie en pareil cas n'est-il pas tel que l'on pourrait parfaitement envisager la possibilité de sa mise en œuvre par un praticien éclairé, appelé d'urgence près d'un rétréci atteint de dysurie très prononcée. Nombre de praticiens de campagne livrés à leurs seules ressources ne savent-ils pas pratiquer d'une façon suffisante un examen du fond de l'œil ou du larynx, par exemple? Ne leur serait-il pas plus aisé certainement de savoir pratiquer une urétroscopie? Dans ces cas de rétrécissements infranchissables que nous avons relatés, la simplicité de l'appareil de Luys, son prix de revient modique, sa technique facile dans ce cas particulier, permettent de considérer sans utopie qu'un praticien instruit, sachant utiliser la méthode pourrait éviter a son malade l'urétrotomie externe, opération d'ailleurs plus difficile, que le même médecin pourrait ne pas être capable de pratiquer.

L'utilité de l'urétroscopie dans l'extraction d'un corps étranger, d'un calcul arrêté ou encore pour la prise d'une biopsie dans le cas de néoplasme du canal ne saurait davantage être mise en doute.

Reste la question de l'utilisation de l'urétroscopie au traitement de l'urétrite chronique si fréquente. Si dans les cas que nous venons d'envisager l'utilité de l'urétroscopie n'est pas trop discutée, on se heurte à une opposition véritable en ce qui concerne le traitement urétroscopique de l'urétrite chronique banale Cathelin, tout récemment encore, ne jugeait-il pas définitivement la méthode en lui refusant tout pouvoir dans le traitement de la blennorragie chronique?

Tout d'abord quel grief peut-on faire au traitement urétroscopique de l'urétrite chronique? Qu'il réveille l'infection et que le traumatisme instrumental ramène un écoulement disparu. S'il en est ainsi, c'est tout simplement parce que la méthode a été appliquée à des cas subaigus mal choisis et non chroniques, car le canal chroniquement enflammé ne réagit pas davantage au contact de l'urétroscope, qu'il ne réagit au traumatisme des sondes dilatatrices, béniqués ou dilatateurs métalliques quels qu'ils soient.

Peut-on dire alors que le traitement urétroscopique est inopérant? Il ne faut vraiment pas avoir vu de lésions urétrales se transformer à la suite des attouchements répétés à la teinture d'iode, au nitrate d'argent pour parler ainsi.

Evidemment, il y a des cas difficiles invétérés où le traitement urétroscopique ne suffit pas à lui seul à amener la guérison. Là il faut mettre tout en œuvre et une préparation du canal est souvent nécessaire par grands lavages, dilatations qui seront très heureusement complétés par des cautérisations directes de la lésion. L'urétroscopie va permettre ici de donner le coup de grâce et c'est par elle que l'on obtiendra la guérison complète, la disparition totale des derniers filaments, la disparition surtout du gonocoque vérifié au microscope et par l'injection d'épreuve au nitrate d'argent.

Certainement c'est là œuvre de patience à la fois de la part du malade et de la part du médecin, et il faut n'avoir pas eu la constance et la ténacité nécessaires pour n'avoir pas obtenu les remarquables succès que donne l'urétroscopie.

Enfin, grâce à l'urétroscopie nous n'irons pas soumettre à des irritations répétées grands lavages par exemple, une muqueuse en grande partie indemne, quand nous aurons vu qu'il existe seulement un ou quelques points malades et nous éviterons ainsi une urétrite chimique qui durerait autant que le traite-

Nous ne risquerons pas non plus d'infecter une portion saine du canal en y faisant passer un liquide de lavage souillé, nous agirons sur la lésion et rien que sur elle.

3° *De l'intérêt particulier du cysto-urétroscope de Mac-Carthy.*

a) Discussion.

Les deux observations qui vont suivre vont nous permettre de montrer, d'une façon très évidente, combien l'appareil de Mac-Carthy est indispensable à qui veut faire un diagnostic précis au niveau de l'urètre postérieur.

L'observation XII, en effet, nous fait voir qu'alors que l'urétroscope de Luys était impuissant à nous bien montrer la loge où était inclus un calcul prostatique, l'appareil de Mac-Carthy au contraire, permet d'étudier et le calcul et sa loge de la façon la meilleure.

Il n'est pas sans intérêt de pouvoir se rendre un compte exact du volume de la forme et de la situation d'une prostate que l'on sent hypertrophiée au toucher rectal. D'autre part, il existe des « prostatiques sans prostate », des prostates intra-urétrales, qui se manifestent brusquement par une rétention et que le doigt rectal ne perçoit que difficilement.

A ce point de vue l'urétroscope de Mac-Carthy présente sur tous ses pareils d'immenses avantages. C'est un urétro-cystoscope; il permet avec une extrême facilité de percevoir le signe de Marion qui, lorsqu'il existe, permet d'affirmer à coup sûr l'hypertrophie prostatique. Nous rappelons que ce signe consiste dans la vision simultanée du croissant du col vésical et des orifices urétéraux.

Mais ce n'est point par ce seul symptôme que l'on peut affirmer à l'urétroscope l'hypertrophie prostatique. La saillie prostatique apparaît, en général, pour sa portion endo-vésicale sous la forme d'un dôme plus ou moins accusé dont la muqueuse jaune orangé est parcourue par des vaisseaux. Au fur et à mesure que l'on retire l'appareil on voit la congestion augmenter notablement et devenir très intense au voisinage du col et au niveau du col lui-même. Le col est déformé. Au lieu d'apparaître comme normalement sous la forme d'un croissant à concavité supérieure, il apparaît à la manière d'un vallon bordé par deux pentes abruptes vivement colorées par l'injection des vaisseaux sous-jacents à la muqueuse. Ce vallonement s'accentue et devient plus étroit si on retire encore un peu l'urétroscope. On voit donc à ce moment une dépression linéaire médiane circonscrite par deux joues bombées. On arrive ainsi au veru-montanum souvent enfoui au fond de ce pli ce qui nécessite une augmentation de la pression intra-urétrale. Mais ce déplissement est très facile avec l'appareil de Mac-Carthy puisqu'il suffit de fermer le robinet de sortie de l'eau en laissant à demi ouvert le robinet d'entrée. On peut voir alors au fond du sillon, un veru montanum plus ou moins œdématié.

Ajoutons que dans les cas de rétention aiguë dans

lesquels la prostate hypertrophiée rend le cathétérisme difficile le cysto-urétroscope passe aisément comme nous le montre bien notre observation XIII.

Il n'est pas sans intérêt dans les cancers bas situés du rectum, infiltrés, légèrement immobiles, de pouvoir se rendre compte si l'urètre postérieur est atteint ou non. Encore à ce point de vue l'appareil de Mac-Carthy qui s'introduit plus facilement que tout autre, présente des avantages insontestables.

Alors qu'il est bien difficile si l'urètre est envahi par une simple infiltration inflammatoire, de passer un cystoscope sans faire saigner ce qui rend tout examen impossible, l'urétroscope de Mac-Carthy, au contraire, passe facilement et si, par hasard, une ulcération néoplasique saigne, le courant d'eau laveur permet néanmoins l'examen. On peut de plus se rendre compte s'il existe des lésions du bas-fond vésical. Ceci n'est pas particulier au Mac-Carthy et ces lésions peuvent être vues avec tout cystoscope. Mais il n'est pas sans intérêt de pouvoir vérifier en un seul examen et l'état du bas-fond vésical et de l'urètre postérieur, et cela ne peut être fait qu'avec le Mac-Carthy. On trouve dans l'urètre postérieur des zones tantôt occupées par une infiltration banale précédant le néoplasme, tantôt, au contraire, on voit des bourgeons néoplasiques. L'avantage de cette exploration n'est pas à démontrer puisque seule, elle permet d'indiquer ou de contre-indiquer formellement une intervention chirurgicale.

Observation de Calcul de la Prostate diagnostiqué au Mac-Carthy

OBSERVATION XII

(*Chevassu*) (1)

X..., blessé de guerre, atteint le 24 août 1914, d'une balle entrée dans le pli fessier gauche, et sortie dans la région sus-pubienne médiane, entraînant une plaie de la prostate sur la longue histoire de laquelle nous n'insisterons pas.

Le blessé est examiné en 1920, par M. Chevassu. Les instruments métalliques percevaient parfaitement pendant la traversée prostatique, un contact calculeux qui n'empêchait pas leur pénétration intra-vésicale.

L'exploration à l'urétroscope de Luys permettait de voir tant bien que mal le calcul.

On avait pu le saisir à l'aide d'une pince à corps étranger, mais il avait été impossible de l'amener au-delà de la région prostatique.

Un examen fait à l'aide de l'urétroscope de Mac-Carthy nous permit d'étudier d'une façon complète la situation du calcul dans la prostate et la disposition de la loge prostatique dans laquelle il était inclus.

Le calcul long de 17 mm., large de 10 mm. et assez irrégulier de forme occupait une niche creusée au niveau du veru-montanum et développée surtout aux dépens du lobe gauche de la prostate.

(1) CHEVASSU. — *Journal de la société de chirurgie*, 1920, p. 211.

L'exploration circulaire de l'urètre prostatique montrait que cette niche se continuait sur les parois gauche et antérieure de l'urètre prostatique par un profond sillon, cicatrice de la plaie prostatique de 1914.

Le calcul se déplaçait facilement dans sa cavité et basculait alors une pointe antérieure dans la lumière de l'urètre prostatique et l'on voyait l'intérieur de sa niche soulevé par plusieurs cordes cicatricielles assez analogues à des colonnes vésicales.

Lorsque le sujet faisait un mouvement de contraction pour lutter contre le besoin d'uriner ou simplement lorsqu'on diminuait la pression du courant d'eau intra-urétro-vésical on voyait le calcul rentrer dans sa niche dont les parois se refermaient en boule jusqu'à le cacher presque complètement.

Après avoir étudié exactement la position du calcul dans la prostate, l'auteur chercha une dernière fois à l'extraire par les voies naturelles. Il ne put pas l'amener au-dessous du bec de la prostate et dût aller le chercher par une incision pré-rectale immédiatement suturé ainsi que le périné sans autre drainage, qu'un drainage filiforme au crin, sans sonde à demeure et sans dérivation.

La guérison s'est faite très simplement sans fistule urinaire et sans fièvre.

La perfection d'un appareil, ajoute M. Chevassu, qui nous permet désormais d'explorer l'urètre prostatique et le col vésical avec la même précision que le cystoscope permet d'explorer la vessie nous ouvre des perspectives nouvelles sur une série de chapitres de la pathologie des voies urinaires jusqu'ici trop restés dans l'ombre faute d'appareils d'exploration suffisants.

Observation d'Hypertrophie prostatique diagnostiqué à l'aide de l'appareil de Mac-Carthy [1]

OBSERVATION XIII
(*Inédite*).

G. (P.), homme, âgé de 69 ans, entre d'urgence. Salle St-Maurice, le 11 mars 1921, en état de rétention aiguë depuis 24 heures. Le malade avait présenté une première rétention il y a quelques mois, mais cette rétention avait cédé à un seul cathétérisme.

La rétention actuelle succède à une alimentation plus copieuse à l'occasion d'une fête.

Le malade est vivement tourmenté; le cathétérisme avec une sonde béquille n° 18 de la filière Charrière est impossible. On passe un béniqué 25, mais avec difficulté. Le passage de ce béniqué n'avait pour but que de préparer la voie à une sonde béquille. Malgré cela cette dernière butte sur l'obstacle prostatique et ne passe pas.

On essaie alors le cathétérisme à l'aide de l'urétroscope de Mac-Carthy et celui-ci passe aisément.

(1) Observation inédite communiquée par M. A. Ginesty, chef de laboratoire à la Faculté de médecine de Toulouse.

On en profite pour contrôler le diagnostic d'hypertrophie prostatique et on voit, en effet, un volumineux lobe médian avec quelques rares vaisseaux. Le signe de Marion est nettement positif. On voit le vallonnement et le veru-montanum. L'orifice du canal déférent gauche est légèrement rougeâtre. La vessie étant vidée l'examen s'arrête.

Le lendemain, on pratique une cystostomie qui confirme la présence du lobe médian.

CHAPITRE V

Technique de l'urétroscopie

1° Indications

Il faut éliminer complètement tous les cas d'urétrite aiguë diffuse et récente. Alors l'urétroscopie ne donnerait aucun renseignement utile et surtout c'est un cathétérisme, c'est-à-dire une manœuvre formellement interdite à ce moment.

D'une façon toute différente doit être considéré l'urétrite aiguë à son déclin, quand tout phénomène congestif a disparu, quand plusieurs recherches de gonocoques ont été négatives et qu'il ne persiste qu'un léger suintement muqueux, une humidité avec quelques filaments légers dans le premier ou les deux premiers verres d'urine qui doit être claire. Pour beaucoup, et pour lui-même surtout, un tel malade est guéri, et malheureusement il n'en est souvent rien.

C'est à ce moment, en effet, particulièrement délicat, que l'affection peut ou guérir ou passer à l'état chronique; le gonocoque, au stade latent, peut être tapi dans la profondeur des tissus et des glandes et être capable au bout de périodes parfois étonnamment longues de causer de ces récidives que ne connaissent malheureusement que trop malades et médecins.

Aussi, à cette période de déclin, si l'évolution ne paraît pas s'effectuer normalement et si les symptômes au lieu de s'atténuer graduellement persistent sans tendance à l'amélioration, c'est à l'urétroscopie qu'il faut demander la raison de cette persistance, et c'est elle également qui permettra le traitement approprié.

Dans l'urétrite chronique, l'urétroscopie s'impose sans aucune discussion possible. Elle ne devra être appliquée qu'après dilatation aux béniqués courbes, jusqu'au 60 inclusivement. Ces dilatations permettent en effet, tout d'abord de traiter efficacement les foyers malades de la muqueuse urétrale, ensuite et surtout de préparer le canal, de manière à permettre, par la suite, une bonne application de l'urétroscope. Ce ne serait que dans le cas rare où la dilatation par béniqué aurait entraîné une guérison totale que l'indication d'une urétroscopie tomberait d'elle-même. Cependant même dans ce cas, il serait bon de vérifier la guérison à l'aide de l'urétroscope.

Dans tous les autres cas elle est indispensable pour établir un traitement rationel et doit être répété pour suivre pas à pas les résultats du traitement, les modifier suivant les besoins, et affirmer enfin la disparition des lésions et le retour à l'état normal, seul signe de la guérison complète.

Cependant, il est permis de suspendre son emploi dans certains cas d'urétrite chronique compliquée de lésions qu'on découvre au premier examen, et qui peuvent expliquer la durée de l'affection, mais une fois la complication guérie et l'urétrite disparue, il faut contrôler et vérifier la guérison, à l'aide de l'urétroscope.

En résumé : 1° *Abstention complète* dans l'urétrite aiguë diffuse à la période d'état;

2° : *Indication formelle* dans l'urétrite aiguë au déclin après la disparition du gonocoque, mais quand la persistance des symptômes fait craindre le passage à l'état chronique;

3° : *Indication formelle* dans toute urétrite chronique après dilatation jusqu'au 60 béniqué pour permettre par un diagnostic précis des lésions, d'instituer un traitement approprié et suivre pas à pas les résultats de ce traitement et être sûr de la guérison complète.

En dehors des urétrites, l'urétroscope sera d'un précieux secours dans les rétrécissements dans les calculs, corps étrangers, fistules.

Elle devra être pratiquée quand on soupçonne la tuberculose, la syphilis ou le cancer.

Dans ces troubles vagues de l'impuissance chez les neurasthéniques génitaux classés faute de mieux comme faux urinaires, l'urétroscopie nous permettra parfois de trouver des lésions, et l'expérience aidant, d'amener la guérison de ces malades.

Enfin dans l'hypertrophie prostatique et dans le cancer du rectum l'examen urétroscopique au Mac-Carthy nous donnera des renseignements extrêmement précieux.

2° Technique de l'examen

a) Choix de l'instrument.

Dans tous les cas simples, pour tous les examens de l'urètre antérieur nous utiliserons l'urétroscope de Luys très simple permettant bien d'agir sur le canal à technique facile.

Mais si nous avons à faire un diagnostic délicat dans l'urètre postérieur, si nous craignons une hémorragie, nous donnerons la préférence à l'appareil de Mac-Carthy; de même, si la muqueuse saigne facilement auquel cas le Luys ne permet qu'un examen difficile à cause de la nécessité de tamponnements incessants, le courant d'eau du Mac-Carthy qui entraînera le sang au fur et à mesure de sa production nous fera donner la préférence à ce dernier.

b) L'Examen

Il est une première précaution primordiale, il ne faut jamais pratiquer une urétroscopie sur un malade dont on ne connaît pas le calibre urétral. Il faut donc, avant tout, avoir étudié le canal et l'avoir dilaté s'il y a lieu. Il serait extrêmement imprudent de passer immédiatement, un tube urétroscopique à un malade qu'on voit pour la première fois; on risquerait de provoquer des douleurs et des hémorragies regrettables.

De même dans les cas d'urétrite chronique dont la secrétion présente du gonocoque, il sera prudent de faire précéder l'urétroscopie de quelques lavages au permanganate de potasse ou à l'argyrol.

Table d'examen. — La table sur laquelle repose le patient sera d'un modèle quelconque pourvu qu'elle possède une cuvette à glissière pouvant être repoussée et tirée suivant les besoins.

On préfèrera un modèle à élévation variable et à renversement, car on en a souvent besoin. Si la table est à hauteur non variable, il faut qu'elle ait 1 m. 20 d'élévation au-dessus du sol pour que l'urétroscope introduit en bonne place, c'est-à-dire fortement incliné en bas dans l'urétroscopie postérieure ait tout naturellement son oculaire à hauteur de l'œil de l'opérateur assis sans entraîner pour celui-ci une position fatiguante en quelques minutes.

Accessoires. — A droite de la table d'examen on doit placer une table roulante supportant des plateaux flambés recouverts de champ stérilisés pour disposer les instruments.

A côté se trouvent la glycérine servant à les lubréfier, une seringue de Bonneau et une solution de cocaïne, ou de stovaïne à 2 %.

Lumière. — La source électrique est constituée soit

par des accumulateurs, soit par un tableau avec transformateur donnant la lumière et le cautère.

Préparation du champ opératoire. — On doit, comme pour une opération aseptique, nettoyer soigneusement la verge et les bourses du malade qui sont ensuite recouvertes ainsi que les cuisses de champs stérilisés fixés avec des pinces.

Doit-on laver le canal? Le lavage est parfaitement inutile et n'a que des inconvénients, car il balaie et entraîne avec lui des produits pathologiques, qu'il est souvent utile de constater au lieu même de leur formation.

Le malade doit-il uriner avant l'examen? Non. Il est même utile de pratiquer l'urétroscopie que trois heures environ après une miction. On a ainsi toutes les chances de faire un maximum de constatation, de voir l'urètre tel qu'il est.

Le malade étant prêt, l'opérateur doit se désinfecter les mains par un savonnage soigneux suivi d'un rinçage à l'alcool.

Anesthésie. — Avant d'introduire l'urétroscope faut-il anesthésier le canal? En général non, surtout si l'on se borne à un examen de l'urètre antérieur. Pour pratiquer l'urétroscopie postérieure, à l'aide de l'appareil de Luys surtout, il peut, dans certains cas, être avantageux de recourir à l'anesthésie.

Voici comment nous pratiquons cette anesthésie. A l'aide d'une seringue de Bonneau nous injectons dans le canal 10 centimètres cubes d'une solution de stovaïne à 2 %. Nous attendons trois à quatre minutes en pinçant le méat, puis sans laisser couler le liquide, nous injectons à nouveau une même quantité de solution qui, franchissant le sphincter, va agir sur l'urètre postérieur. En attendant encore trois ou quatre minutes le méat étant toujours obstrué, l'anesthésie de tout l'urètre est complète et on peut commencer l'examen.

Avec cette méthode les accidents sont très rares, en recommandant au malade de ne pas être à jeun et de prendre une heure avant l'examen une grande tasse de café noir.

Aides. — Les aides sont inutiles à condition de vérifier son arsenal avant de commencer. De plus l'urétroscope étant en place si l'on a besoin d'aller chercher un instrument oublié, il n'y a qu'à maintenir l'appareil en place à l'aide d'une pince fixe-cystoscope de Marion ou du fixateur de Drapier.

Stérilisation. — Les tubes de Luys peuvent être désinfectés à l'aide d'une ébullition de dix minutes environ. Quant aux lampes et au manche de l'instrument de même que l'urétroscope de Mac-Carthy on les stérilise par un séjour de vingt-quatre heures dans une boite métallique garnie de quatre ou ci. pastilles de trioxymethylène; mais il est préférabl stériliser tout l'appareillage à l'étuve électriqu Marion au trioxyméthylène qui se maintient 6 ..

même à 60°. En quatre heures la stérilisation est absolue.

Position du malade. — Le malade doit être demiassis et les cuisses au même niveau et parallèles à la direction du bassin. Le malade naturellement pour pouvoir écarter les jambes doit quitter ses vêtements, sauf sa chemise.

1° Technique de l'Urétroscope de Luys

Vérification et montage de l'appareil. — Les tubes urétroscopiques seront choisis pour chaque cas particulier et adaptés aux dimensions du méat. Un calibre courant est le 45 Béniqué. Si l'on ne veut examiner que la partie antérieure de l'urètre pénien on prendra un tube court de 7 centimètres; quoiqu'il soit plus commode à notre avis de se servir à la fois pour l'urètre profond et l'urètre antérieur du même tube, celui de 13 cent. Faut-il un tube différent pour l'urètre postérieur? Il existe un urétroscope courbe dont la convexité porte une ouverture ovalaire qui, l'instrument en place répond à la région du veru-montanum. Cet instrument ne rend pas de services particuliers et avec un peu d'habitude nous trouvons que l'urétroscopie postérieure se fait parfaitement avec le tube de 13 centimètres. Nous avons ainsi l'énorme avantage de n'avoir pas à changer d'instrument pour passer de l'examen de l'urètre postérieur à celui de l'urètre antérieur.

Avec chaque tube on emploiera la loupe et la lampe correspondantes.

Pour bien monter la lampe on remarquera que la tige qui la supporte présente près de son extrémité fixe une petite encoche qui servira de point de repère et devra être placée dans la partie libre de la rainure du manche.

Elle sera bien assujettie et le contact assuré au moyen d'une vis qui la fixera. Il faut, naturellement, prendre bien soin que l'ampoule soit horizontale, car dans un autre sens elle cacherait une partie du champ, et que la tige qui la supporte soit très exactement rectiligne. L'intensité du courant doit être réglé de telle sorte que la lumière soit bien blanche, mais il ne faut cependant pas trop la pousser car la lampe devient alors rapidement chaude, s'use vite, et l'éclairage trop violent modifie l'aspect de la muqueuse, simulant une anémie anormale, et cachant les lésions.

Il est bon avant d'introduire le tube dans le canal du malade de l'essayer sur le manche de l'instrument pour être sûr que son adaptation se fait facilement et sans secousse. Il faudra également vérifier que le mandrin glisse sans ressaut dans le tube et sinon le lubrefier avec de la glycérine.

Introduction. — Le tube urétroscopique muni de son mandrin est abondamment lubréfié avec la mixture de Casper :

Oxycyanure de mercure	0 gr. 25
Gomme adragante en poudre	2 gr.
Glycérine pure	20 gr.
Eau distillée stérilisée	100 gr.

L'huile et la vaseline, en effet, troublent la vision en revêtant la muqueuse d'un enduit dont il est très difficile de se débarasser, la glycérine garde bien à la muqueuse son aspect normal mais la fait beaucoup secréter, ce qui oblige à un tamponnement fréquent.

Le tube ainsi dûment lubréfié est alors introduit dans le méat et poussé de la main droite tandis qu'on maintient de la gauche la verge tendue et perpendiculaire au plan du malade.

On le fait ainsi pénétrer jusqu'à la région membraneuse dont on sent la résistance.

Il ne faut pas aller plus loin avant de s'être assuré par un examen qu'il n'y a pas de danger de propagation d'infection pour l'urètre postérieur.

Dans ce cas, la main gauche tenant toujours la verge, la main droite abaisse fortement le tube entre les cuisses du malade; de lui-même il pénètre dans l'urètre postérieur.

Ce passage est en général ressenti désagréablement par le malade, mais quand les manœuvres sont faites avec une grande douceur, si l'on n'essaie pas de vaincre brutalement la résistance, tout se borne à une sensation obtuse. Il faut tenir l'urétroscope légèrement à bout de doigt, exercer une pression légère et continue et le spasme qui mettait obstacle à la pénétration de l'instrument cesse et l'urétroscope remonte aisément jusqu'au veru-montanum, même au-dessus. Doit-on entrer le tube à fond jusqu'à la vessie ou l'arrêter dès qu'il a pénétré dans l'urètre postérieur? Ceci est cas d'espèce. Si l'on veut continuer, ayant pris naturellement un tube de 14 centimètres, on fait progresser le tube d'avant en arrière en l'abaissant fortement au-dessous de l'horizontale, afin de ne pas raboter le frein du veru et le veru lui-même, ce qui les ferait saigner. Au moment de la pénétration dans la vessie, on ressent, en général, un léger ressaut et l'instrument devient libre. A ce moment la main gauche vient saisir le pavillon du tube, tandis qu'on retire le maudrin de la main droite. On vérifie alors qu'on a franchi tout l'urètre et qu'on est bien dans la vessie, par l'écoulement d'urine par le tube urétroscopique.

On retire alors en arrière et peu à peu le tube jusqu'à ce qu'il ne s'écoule plus d'urine et on enlève le mandrin. Puis on introduit la lampe de façon que le manche de l'urétroscope soit verticalement en bas, c'est, en effet, de cette manière que l'introduction de la lampe est le plus aisé. Mais la position de la lampe en bas a un double inconvénient. Elle cache, en effet, la paroi inférieure du canal qui est la plus intéressante à étudier. De plus, elle risque d'être constamment salie, obscurcie, par les sécrétions urine et sang qui, par le fait de la pesanteur, s'accumulent toujours à la partie inférieure du tube. Aussi faut-il, avant de commencer l'examen, faire tourner l'instrument d'un demi cercle ce qui place le manche et par conséquent la lampe en haut.

On allume alors l'ampoule en ayant bien soin de régler l'éclairage, car une intensité trop grande, outre qu'elle use la lampe, donne à la muqueuse un aspect brillant qui ne permet pas d'en bien voir les détails.

On n'a plus ensuite qu'a retirer peu à peu le tube urétroscopique pour faire défiler devant soi les différentes portions du canal.

Incidents de l'urétroscopie. — Le seul qui puisse être gênant est l'urétrorragie. On l'évitera en grande partie par la douceur des manœuvres. Si elle se produit quand même dans une région où la vision doit être nette, on peut la faire cesser par un attouchement avec une solution d'adrénaline au 1/1000.

Il faut naturellement utiliser l'adrénaline qu'en un point précis et l'on évitera d'injecter en canal fermé dans l'urètre une grande quantité de ce médicament car on s'exposerait à des accidents graves.

Si d'ailleurs, l'urétrorragie se prolonge le mieux est alors d'utiliser l'urétroscope de Mac-Carthy.

2° Technique de l'Uretroscopie avec l'appareil de Mac-Carthy.

Vérification et montage de l'appareil. — Avec une compresse stérilisée on essuie soigneusement les lentilles de l'optique et le globe de la lampe. Il faut essayer celle-ci et placer d'avance le curseur du rhéostat au point correspondant à une lumière convenable. Si la lampe ne fonctionne pas, il faut voir si elle n'est pas brûlée, si la spirale est en contact convenable, si la pince fonctionne bien. Toutes ces causes éliminées, il s'agit d'une interruption du circuit au niveau de l'instrument même et il faut alors le rendre au constructeur pour réparations. Nous vérifierons ensuite si l'irrigation se fait bien, si aucun robinet d'entrée ou de sortie de l'eau n'est obstrué. Pour éviter les secousses la fourche de la pince qui se fixe à frottement dur sur l'instrument doit être placée avant l'introduction de celui-ci. Quand il est en place et que le courant devient nécessaire, on n'a plus qu'à adapter à cette fourche la moitié de la pince portant le commutateur et les fils, ce qui se fait facilement au moyen d'une articulation à baïonnette.

Introduction. — Le mandrin bien entré dans le tube urétroscopique afin de fermer complètement la fenêtre, on enduit de glycérine l'extrémité de l'instrument et le méat du malade.

Tenant l'instument de la main droite, on doit d'abord, avec les doigts de la main gauche ouvrir largement le méat pour que le rebord de la fenêtre ne s'y accroche pas. On pousse ensuite l'instrument tenu perpendiculairement jusqu'à la région membraneuse dont on sent la résistance. Abaissant alors de la main gauche les tissus sus-pubiens, ce qui relâche le ligament suspenseur de la verge, on abaisse progressivement l'instrument jusqu'à l'horizontale, le laissant décrire en quelque sorte seul, l'arc autour de la symphyse.

Pour franchir la région sphinctérienne, il est bon de faire fonctionner l'irrigation qui dilate ainsi le canal devant l'urétroscope et facilite son passage. Après une légère secousse on sent tout à coup que le bec de l'instrument est libre dans tous les sens. Il est dans la vessie; on est en bonne place. On retire alors le mandrin en faisant fonctionner l'irrigation et tenant solidement le manche de l'instrument avec la main gauche, on introduit le tube optique. On allume et l'on voit nettement le canal dans tous ses détails. On peut imprimer à l'instrument tous les mouvements, sans crainte de faire saigner.

Irrigation. — Pour établir l'irrigation, on met en rapport le tuyau d'arrivée d'eau stérilisée d'un bock avec un des robinets, l'autre robinet étant relié de même avec la cuvette de la table. On règle le débit d'eau d'où la dilatation du canal, suivant les besoins, en faisant varier le degré d'ouverture d'un ou des deux robinets.

Au moment de l'irrigation, le liquide peut refluer par le tube servant au passage des instruments. Aussi faut-il coiffer son orifice externe d'un capuchon en caoutchouc. De même, pour assurer l'étanchéité, quand on emploie des instruments d'un calibre très inférieur au conduit servant à leur passage, on doit leur faire traverser un petit bouchon en caoutchouc percé qui obture le tube.

Retrait. — Pour retirer l'urétroscope une fois l'examen terminé, il faut fermer le courant électrique, enlever l'optique et réintroduire le mandrin. On relève alors progressivement l'instrument jusqu'à la verticale et on le retire doucement en faisant constamment fonctionner l'irrigation jusqu'à la sortie complète.

CHAPITRE VI

CONCLUSIONS

I. — L'urétroscopie mérite de prendre dans la pratique, l'importance que même dans la théorie elle ne possède pas à un titre suffisant.

II. — L'urétroscopie s'adresse à toutes les affections du canal et ne reconnait qu'une contre-indication véritable, les états inflammatoires aigus ou subaigus du canal et les complications para-urétrales qui doivent être traitées avant son emploi.

III. — L'urétroscopie n'est pas seulement une méthode d'examen permettant un diagnostic précis, elle est aussi une méthode thérapeutique permettant des soins plus efficaces que par tout autre procédé, parce que dirigés directement sur une lésion mise ainsi « en pleine lumière ».

IV. — L'urétroscopie s'impose aujourd'hui comme primordiale et absolument nécessaire à qui veut comprendre, connaître et traiter avec un peu de sûreté cette affection si répandue et malheureusement le plus souvent si négligée, l'urétrite chronique. A ce moment, il y a organisation, modification durable des tissus, qu'on ne peut guérir qu'en en connaissant le degré, le siège exact, données qui ne peuvent être fournies avec précision que par l'urétroscopie.

V. — Dans les autres lésions urétrales, corps étrangers, caculs, hypertrophie de la prostate dans certains cas, l'urétroscopie seule permet un diagnostic précis.

Dans les cancers du rectum elle nous donne des indications précieuses sur l'opportunité d'une intervention.

VI. — Quand un malade vient consulter pour un écoulement chronique, ou même pour la simple persistance de filaments, il veut qu'on le guérisse, c'est-à-dire que le symptôme disparaisse. Avec l'urétroscopie nous connaîtrons la cause exacte de cette persistance du symptôme, nous pourrons la traiter et guérir le malade.

VII. — L'urétroscopie nous rend d'inestimables services dans les rétrécissements infranchissables de l'urètre, pouvant, dans nombre de cas qui se multiplieront par diffusion de la méthode rendre inutile une intervention chirurgicale comme l'urétrotomie externe.

Dans cet ordre d'idées on conçoit la possibilité pour

cette méthode de quitter le domaine de la spécialité pour devenir une arme de plus dans l'arsenal thérapeutique du praticien.

VIII. — Nous retiendrons deux appareils pour la pratique courante; ils permettent tous les diagnostics et toutes les interventions.

D'une part, l'appareil de Luys simple, facile à manœuvrer, qui permet bien d'agir sur le canal; d'autre part, le cysto-urétroscope de Mac-Carthy, plus compliqué, mais rendant des services précieux dans les diagnostics délicats de l'urètre postérieur, permettant seul les diagnostics prostatiques.

IX. — La méthode peut être appliquée sans le moindre risque pour le malade et son innocuité jointe à tous les autres avantages qu'elle présente en fait un procédé d'exploration et de diagnostic du plus haut intérêt.

BIBLIOGRAPHIE

ANDREWS. — The uretra wie wed by a magnesium lighdt (*The medical Record*, p. 107, 1867.)

CHADZYNSKI. — Sur un cas unique de malformation congénitale de l'urètre découverte à l'endoscope. (*Ann. des mal. org. g. ur.*, 1911, n° 3.)

CHEVASSU. — Calcul intra-prostatique enlevé après exploration à l'aide de l'appareil de Mac-Carthy. (*Société de Chirurgie*, n° 5, 10 février 1920, p. 211.)

CRUISSE. — Th utility of the endoscop. (Dublin-Quortely *journal of med. séances*, 1865.)

DESORMEAUX. — *Bulletin de l'Académie de médecine*, 1853. *De l'Endoscopie et de ses applications au diagnostic et traitement des maladies urétrales*, Paris, 1865.

FORGUE et JEANBREAU. — Angiome de l'urètre chez un enfant guéri par l'électrolyse interstitielle sous contrôle de l'urétroscope. (*Congrès d'urologie*, 1906.)

FRAISSE. — Gonorrhée chronique de l'homme. Paris, Maloine, 1910.

GOLDSCHMIDT. — Die endoscopie der Harnrohre. (*Berl. Klin, Wochenschrift*, 1906.)

— Die irrigation uretrocopiae. (*Folia urologica Von Sames Israel*, 1907.)

GRÜNFELD. — Die endoscopie der harnrohre und blase (*Deutsche chirurgie von Billroth und Luecke Lieferung* 1881.)

HAMONIC. — La Blennorragie génito-urinaire chez la femme. (*Revue clinique d'andrologie et gynécologie* 1910, p. 97.)

HENRY et DEMONCHY. — *Manuel d'urétroscopie*, Masson, 1920.)

HORTELOUP. — L'urétrite chronique. Paris, Masson, 1892.

JANET. — *Annales des maladies génito-urinaires*, 1891.

— Endoscopie urétrale dans Leçons cliniques de Guyon. Paris, 1903.)

KOLLMANN. — Die photographie der harnrohreinnern. (*Centralbl. fur Krank d. Harn. u. Sexu*, 1891, p. 227.)

— Uber einige Heindernisse beim Katheterismus der mannlichen harnrohre. (*Chirurg. Beitrage Festchrift fur Benno Schmidt*, Leipzig, 1896.)

KOLLMANN et OBERLANDER. — Die chronische gonorrhea, (Leipzig, 1910.)

LE FUR. — *Compte rendu de l'Association française d'urologie*, p. 784.

LUYS. — *Bulletin Société int.*, 22 février 1905, p. 23.

— Traité de la Blennorragie et de ses complications, O. Doin, 1912.

— Diagnostic et traitement urétroscopique de l'urétrite chronique. (*Presse médicale*, 22 avril 1903.)

— *Compte rendu de l'Association française d'urologie*, 1903.

— L'Endoscopie urétrale, Masson, 1906.

— Exploration de l'appareil urinaire, 1909.

NITZE. — Lehrbuch der Kystoscopie. (*Zw. Aufl.*, 1907, p. 8.)

OBERLANDER. — Die Klinische bedeutùng der uretroscopie. (*Gesellschaft. f. mol.*, septembre 1912, p. 376.)

— Lehrbuch der Uretroscopie, Leipzig, 1893.

OPPENHEIM. — Zeitschrift f. urol., III Kongres in sept. 1911.

PAUL. — De l'Urétroscopie, thèse, Paris, 1913.

POWELL. — Le traitement de l'urétrite chronique. Description d'un nouvel instrument. (*British med. journ.*, 1919, p. 161.)

STEIN. — Das Photoendoscop, (*Berlin Klin Wochenschrift*, 1874, n° 3.)

STERN. — On the use of the uretroscop in diagnosis. (*Transactions of the connecticut Stade medical*, 1906.)

— Le passage facile des rétrécissements. (*Journal of the américan med. ass.*, 1919, p. 1360.

TUFFIER. — Angiome du canal de l'urètre. *Société de*

Chirurgie, 30 juin 1909. *Journal d'urologie*, 1910, n° 12.

Uteau et Caudeleu. — Esquille osseuse retirée à l'aide de l'urétroscope. *Journal d'urologie*, t. IX, p. 417.

Valentine. — The irrigation treatment of gonorrhea. (*New-York*, 1900.)

Wormser. — *Journal des Praticiens*, 4 août 1906.

Wossidlo. — Zur Technik der uretroscopie posterior mit meinem. Kombinierten uretroscop. *Fol urol.*, *Bd IV*, n° 3.

Zdanowitz. — Zur Frage der Pathogenese und behandlung der Impotenz. (*Zeitschrift Bd III* 1909.)

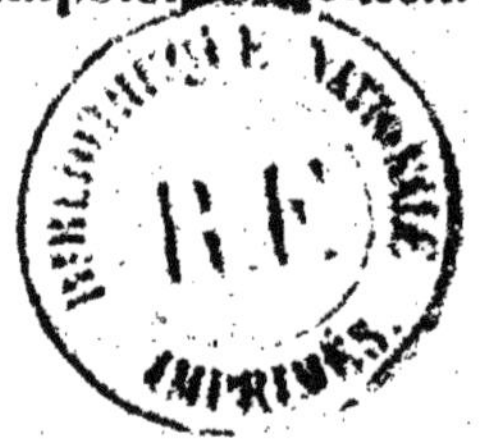

Ch. Dirion, libraire-éditeur, 22, rue de Metz, Toulouse

www.ingramcontent.com/pod-product-compliance
Ingram Content Group UK Ltd.
Pitfield, Milton Keynes, MK11 3LW, UK
UKHW022118260726
13993UKWH00003B/1092